BEI GRIN MACHT SICH IHR WISSEN BEZAHLT

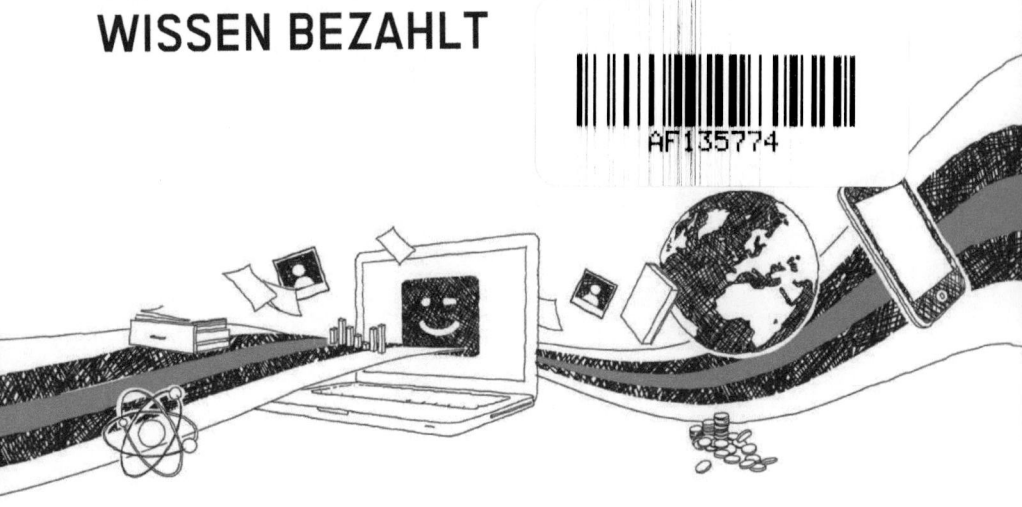

AF135774

- Wir veröffentlichen Ihre Hausarbeit, Bachelor- und Masterarbeit

- Ihr eigenes eBook und Buch - weltweit in allen wichtigen Shops

- Verdienen Sie an jedem Verkauf

Jetzt bei www.GRIN.com hochladen und kostenlos publizieren

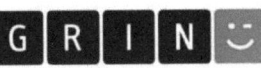

Die Klostermedizin im Mittelalter. Bedeutung und Gültigkeit

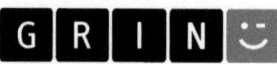

Bibliografische Information der Deutschen Nationalbibliothek:

Die Deutsche Nationalbibliothek verzeichnet diese Publikation in der Deutschen Nationalbibliografie; detaillierte bibliografische Daten sind im Internet über http://dnb.d-nb.de abrufbar.

ISBN: 9783346546548
Dieses Buch ist auch als E-Book erhältlich.

© GRIN Publishing GmbH
Nymphenburger Straße 86
80636 München

Alle Rechte vorbehalten

Druck und Bindung: Books on Demand GmbH, Norderstedt Germany
Gedruckt auf säurefreiem Papier aus verantwortungsvollen Quellen

Das vorliegende Werk wurde sorgfältig erarbeitet. Dennoch übernehmen Autoren und Verlag für die Richtigkeit von Angaben, Hinweisen, Links und Ratschlägen sowie eventuelle Druckfehler keine Haftung.

Das Buch bei GRIN: https://www.grin.com/document/1151589

VORWISSENSCHAFTLICHE ARBEIT

Die Klostermedizin im Mittelalter
Bedeutung und Gültigkeit

Wien, im Februar 2021

Klasse: 8C

Schuljahr: 2020/21

Abstract

Die vorliegende Arbeit behandelt die sogenannte Klostermedizin, welche den Mittelpunkt der medizinischen Versorgung im Mittelalter bildete und zwischen dem 8. und 12. Jahrhundert ihre Blüte erlebte. Die Klostermedizin basiert zum größten Teil auf der Phytotherapie, also der Heilpflanzenkunde, und orientiert sich an der von Hippokrates und Galen entwickelten Vier-Säfte-Lehre. Die Klostermedizin spielte in der Entwicklung der Fachmedizin eine wichtige Rolle, wobei untersucht werden soll, ob sie im Wettbewerb mit der universitären medizinischen Ausbildung stand und welche bleibenden Erkenntnisse aus ihrem Erfahrungsschatz gewonnen werden können. In vier Teilen dieser Arbeit werden sowohl Entstehungsgeschichte, Bereiche und Gültigkeit der Klostermedizin als auch das medizinische Verständnis der heiligen Hildegard von Bingen, unter der die Klostermedizin ihre letzte Blüte erlebte, erläutert.

Inhaltsverzeichnis

1 Einleitung

Angesichts des zunehmenden Interesses an der Heilpflanzenkunde (Phytotherapie) in unserer Gesellschaft und der medizinisch nachweisbaren effizienten Wirkungsweise von Heilpflanzen möchte die vorliegende Arbeit das wertvolle Wissensgut der Klostermedizin, welche überwiegend auf der Heilpflanzenkunde basiert, näher beleuchten und auf ihre besondere Aktualität verweisen.

Die vorliegende Arbeit gliedert sich in vier Teile. Zunächst wird der Begriff *Klostermedizin* definiert, um ihn vom Begriff *Klosterheilkunde* abzugrenzen und historisch einzuordnen.

Danach beschäftigt sich die Arbeit mit der Entstehung der Klostermedizin unter besonderer Berücksichtigung der klösterlichen Verdienste zur Bewahrung von antikem medizinischem Wissen und den Anfängen der medizinischen Versorgung in den Klöstern im Mittelalter.

Das dritte Kapitel widmet sich der Blütezeit der Klostermedizin. Im Fokus stehen hier die einzelnen Errungenschaften und Therapieformen der Klostermedizin.

Das vierte Kapitel widmet sich dem medizinischen Verständnis der heiligen Hildegard von Bingen, unter welcher die Klostermedizin ihr letztes Hoch erlebte.

Schließlich wird die Gültigkeit der Klostermedizin im Zusammenhang mit den Vorteilen der Phytotherapie thematisiert.

Für die vorliegende Arbeit dienten als Quellen einerseits Literatur aus der Universitätsbibliothek Wien, ergänzt durch diverse Internetquellen, und anderseits eine Konsultation mit PD Dr. habil Lic. Karl-Heinz Steinmetz, Autor mehrerer medizinhistorischer Veröffentlichungen.

2 Entstehung der Klostermedizin

2.1 Definition Klostermedizin

Zunächst ist es wichtig, den Begriff *Klostermedizin* vom Begriff *Klosterheilkunde* abzugrenzen und ihn historisch in die Epoche des Mittelalters einzuordnen.

Das Mittelalter, gegliedert in Früh-, Hoch- und Spätmittelalter, beginnt ca. 500 n.Chr. und endet etwa 1500. Während sich die Klostermedizin wissenschaftlich gesehen nur auf die Epoche der europäischen Medizingeschichte zwischen dem 8. und 12. Jahrhundert bezieht, versteht man dagegen unter der Klosterheilkunde das gesamte medizinische und pharmazeutische Wissen, welches in den vergangenen 1500 Jahren in Klöstern gesammelt und angewandt wurde.[1]

Bis zur Universitätsgründung in Salerno waren beinahe ausschließlich Klöster für die medizinische Versorgung und Ausbildung zuständig.

Die Klostermedizin baute auf den Lehren der antiken Ärzte Hippokrates und Galen auf und basierte hauptsächlich auf der Phytotherapie, der Heilpflanzenkunde. Dadurch unterschied sie sich deutlich von den medizinischen Praktiken der Antike, in denen unter anderem auch Arzneien tierischer Herkunft Verwendung fanden.[2]

2.2 Bewahrung von antikem Wissen

Dass das antike medizinische Wissen im Mittelalter überhaupt präsent blieb und somit die Grundlage für die Klostermedizin schuf, ist ein Verdienst der Klöster.

An dieser Stelle soll zuerst der Zusammenbruch des Weströmischen Reiches, welcher den Verlust der antiken Stadtkultur, d.h. von geistigem, naturwissenschaftlichem und auch medizinischem Wissen mit sich brachte, zur Sprache gebracht werden. Diese Zeit ist generell durch Völkerwanderungen und Pestepidemien und daraus folgender Verminderung der Bevölkerungszahl in Europa gekennzeichnet. Der Sieg der Langobarden über das römische Heer des Kaisers von Konstantinopel (Byzanz) und die Eroberung großer Teile Italiens im 6. Jahrhundert begründeten in den darauffolgenden Jahrhunderten die Vorherrschaft germanischer Stämme in Italien. Die *Justinianischen Pestwellen,* benannt nach dem damals regierenden Kaiser Justinian, belasteten im Winter 543 die Mittelmeerregion. Sie beschleunigten den Verfall herausragender Systeme und Infrastrukturen, wie zum Beispiel der medizinischen Versorgung mit gut

---

[1] vgl. http://www.klostermedizin.de/index.php/sitemap/8-generelle-informationen/56-klosterheilkunde (20.07.2020, 11:30).
[2] vgl. Kanoun, Ingrid. Klostermedizin: Einst und heute; auf den Spuren der Jesuiten; von indigener Phytotherapie zur modernen Klostermedizin. – Universität Wien 2004, Diplomarbeit, S. 6.

ausgebildeten griechischen Ärzten und Spitälern. Infolgedessen hatte die Entwicklung der römischen Zivilisation einen totalen Stillstand zu verzeichnen.[3]

Dem zu dieser Zeit bereits entstandenen europäischen Mönchtum ist es zu verdanken, dass bestehendes Gedankengut nicht in Vergessenheit geriet, da Klöster als geistige Zentren des frühmittelalterlichen Abendlandes eine Führungsposition in der Vermittlung von Wissen innehatten. Sie kopierten, übersetzten und archivierten antike Schriftwerke.[4] Mit dieser Intention wurde das antike Erbe nicht nur bewahrt, sondern auch nach christlichen Vorstellungen überarbeitet. Zu diesem Gedankengut gehörten u.a. die Lehren der griechisch-römischen Medizin, die, wie in Kapitel 2.1 bereits erwähnt, die Grundlage für die mittelalterliche Heilkunde und gesundheitliche Vorsorge bildeten.

Es ist anzumerken, dass die medizinische Fachliteratur in der Blütezeit Roms beinahe zur Gänze auf Griechisch, der Sprache der Wissenschaft, verfasst war. Angesichts dessen, dass Griechisch im Laufe der Zeit von immer weniger Menschen beherrscht wurde, wurde in Klöstern zwischen dem 5. und 7. Jahrhundert die medizinische Fachliteratur ins Lateinische übersetzt und in Form von umfangreichen Sammelhandschriften nach griechischem Muster archiviert. Sammelhandschriften erwiesen sich in der Praxis jedoch als unübersichtlich. Dieses Problem wurde im griechischsprachigen Osten bereits früh erkannt, sodass dort schon im 4. und 5. Jahrhundert kleinere Schriften, die als Briefe oder Dialoge die Funktion von Anleitungen für die ärztliche Praxis erfüllten, verfasst wurden. Diese wurden später in Klöstern ebenfalls ins Lateinische übersetzt.[5] Im Folgenden werden zwei wichtige medizinische Vorbilder für die Klostermedizin und ihre Errungenschaften vorgestellt.

Der bedeutendste Mediziner der Antike ist Hippokrates von Kos (geboren um 460 v. Chr.). Er gilt als Begründer der Medizin und ärztlichen Praxis.

„In Ableitung naturphilosophischer Konzeptionen von den vier Elementen (Erde, Luft, Wasser, Feuer) schuf Hippokrates eine im Rahmen des zeitgenössischen Verständnisses rationale Theorie der Medizin. Ihren Kern bildete die bis über das Mittelalter hinaus akzeptierte sogenannte Säftelehre."[6]

---

[3] vgl. Mayer, Johannes Gottfried / von Meung, Odo. Kräuterbuch der Klostermedizin: Der "Macer Floridus"; Medizin des Mittelalters. – Leipzig 2003, S. 3.
[4] vgl. Frohn, Birgit. Klostermedizin. – München 2001, S. 13.
[5] vgl. Jankrift, Kay Peter. Krankheit und Heilkunde im Mittelalter. – Darmstadt 2003, S. 11f.
[6] Jankrift, Krankheit, S. 7.

Die Lehre der vier Körpersäfte wird genauer im Kapitel 3.5 beschrieben. Es sollte auch nicht unerwähnt bleiben, dass in der Schriftensammlung, dem sogenannten *Corpus Hippocraticum*, die zum größten Teil auf Hippokrates zurückzuführen ist, 200 Heilpflanzen charakterisiert werden.[7]

Ein zweiter wichtiger Mediziner der Antike ist der aus dem kleinasiatischen Pergamon stammende Arzt Claudius Galenus (Galen). Er gilt als Meister der Pharmakologie seiner Epoche. Galen (129 – zw. 199 und 216) studierte Medizin in den Städten Smyrna, Korinth und Alexandria. Seine Zusammensetzungen von Heilpflanzen erhielten auch noch über tausend Jahre nach seinem Tod große Anerkennung. Galen praktizierte als Gladiatorenarzt, behandelte hochrangige Patienten in Rom und entwickelte die hippokratische Säftelehre weiter und vertiefte diese. Laut Galens Auffassung stützt sich die Heilkunde auf drei Pfeiler: Physiologie (Lehre von den natürlichen Lebensvorgängen des Organismus), Pathologie (Lehre von den krankhaften Veränderungen im Organismus) und Therapie (Heilbehandlung). Zusätzlich unterscheidet Galen in Hinblick auf die Lehre vom menschlichen Körper zwischen der Gesundheitspflege (Hygiene) und der Heilkunde (Medizin). Für Galen hatte die Erhaltung der Gesundheit oberste Priorität und stand für den Arzt somit über der Behandlung von Krankheiten.[8]

2.3 Die Regula Benedicti und die Institutiones

Eine große Rolle für die Entstehung der Klostermedizin spielte die von dem heiligen Benedikt von Nursia (gestorben 547) verfasste Ordensregel, die *Regula Benedicti*.

Den 73 Kapiteln der *Regula Benedicti* ist ein detaillierter Tages-, Jahres- und Lebensplan für die Gemeinschaft der Mönche bzw. Nonnen zu entnehmen.

> „Es ging darum, das Ideal eines perfekten Lebens zu verwirklichen, und das nicht nur in einem rein religiösen, theologischen Sinn: Zeit, Kraft und Geist sollten optimal eingesetzt werden, um das Maximale zu erreichen: zur Ehre Gottes und zum Nutzen für die Mitmenschen und damit auch für die Mönche selbst."[9]

Es soll betont werden, dass diese Ordensregel so eindrucksvoll war, dass diese unter Papst Gregor dem Großen (540 – 604) zu einem Vorbild für das Leben in den abendländischen Klöstern erklärt wurde.[10]

---

[7] vgl. Willfort, Richard. Gesundheit durch Heilkräuter. Erkennung, Wirkung und Anwendung der wichtigsten einheimischen Heilpflanzen. – Linz 1962, S. 18.
[8] vgl. Jankrift, Krankheit, S. 9.
[9] Mayer, Kräuterbuch, S. 5.
[10] vgl. Baum, Agnes / Peinsold-Klammer, Isabella. Klostermedizin: Mit der Kraft der Hl. Hildegard; [mit großem Gesundheitslexikon in 12 Bänden Von I Wie Ischias bis K wie Kopfschmerzen]. – Leoben und Wien 2005, S. 22.

Für die Klostermedizin ist das 36. Kapitel der *Regula Benedicti* von großer Bedeutung, da diese nach dem Gebot der christlichen Nächstenliebe als Gründungsurkunde der Klostermedizin gesehen werden kann. In diesem Kapitel nimmt der heilige Benedikt Rücksicht auf die Kranken und Schwachen, indem er schreibt: „Die Sorge für die Kranken steht vor und über allen anderen Pflichten."[11] Der heilige Benedikt setzt die Krankversorgung bei den Mönchen also als die wichtigste Aufgabe fest.

Ein weiteres Dokument, welches für die Begründung der Klostermedizin relevant ist, ist das Werk *Institutiones* von Cassiodor. Cassiodor (gestorben um 580) war ein gebildeter Mönch und Gründer des Klosters Vivarium, welches sich als Mönchsakademie bezeichnen lässt. In den *Institutiones* rät Cassiodor seinen Mönchen, sich mit den Eigenschaften der Heilpflanzen und den Mischungen der Arzneien vertraut zu machen. Zudem sollen sie sich dem Studium der wichtigsten medizinischen Schriften, vor allem der *Materia medica* des griechischen Arztes Dioskurides, widmen. Bei der *Materia medica* handelt es sich um eine Textsammlung, die die medizinischen Wirkungen von über 500 Pflanzen erläutert. Zusätzlich legte Cassiodor seinen Mitbrüdern die Werke des Galen und des Hippokrates nahe. Während der heilige Benedikt von Nursia die Krankenpflege im geistlichen Sinne hervorhob, handelte Cassiodor insofern bereits praxisorientierter.[12]

2.4 Die karolingische Renaissance und der Aufstieg der Klöster

Aufgrund des zunehmenden Analphabetismus in der Gesellschaft und des Niederganges des römischen Beamtenwesens war man im Mittelalter zur Neuorientierung und zur Verlegung der staatlichen Verwaltung in Klöster gezwungen. Etliche Reformen Karls des Großen führten dadurch zu einer Umstrukturierung des Klosterlebens.[13]

> „Ein Kloster in der Zeit um 800 war nicht grundsätzlich ein Ort der Abgeschiedenheit und beschaulichen Ruhe, sondern ein Zentrum von Bildung und Handel, Verwaltung und Politik. Dies gilt besonders für die großen Abteien Fulda, Reichenau und Lorsch."[14]

Während der Herrschaft Karls des Großen bricht die Ära der *karolingischen Renaissance* an. In dieser Zeit ist auch der gesellschaftliche Aufschwung der Klöster zu verzeichnen. Man ließ die spätantike griechische und römische Kultur wieder aufblühen, wovon man sich ein goldenes Zeitalter erhoffte. Zur Erfüllung dieser Vorstellung trug Karls *Capitulare de villis*, eine

---

[11] Mayer, Kräuterbuch, S. 6.
[12] vgl. Mayer, Kräuterbuch, S. 3ff.
[13] vgl. Kanoun, Klostermedizin, S. 13ff.
[14] Mayer, Kräuterbuch, S. 8.

Verordnung für Landgüter, erheblich bei. Mit dieser Verordnung gelang die Verwaltung des großen karolingischen Herrschaftsgebietes und die Sicherstellung des landwirtschaftlichen Fortschrittes. In dieser Blütezeit erlebte auch die Klostermedizin ihr Hoch. Die Mönche legten in den Klöstern Kräutergärten an.[15] Die erwähnte Reichsverordnung trug maßgeblich zur Entwicklung der Heilpflanzenkunde in Verbindung mit praktischen Anweisungen bei, da Karl der Große Klöster zu Zentren der medizinischen Bildung erklärte. Durch diese politische Unterstützung im Auftrag Karls des Großen entstand das Fundament der medizinischen Versorgung in Klöstern. Zusätzlich erklärte der Kaiser das Lehrmodell Cassiodors an Kloster- und Kathedralschulen innerhalb des karolingischen Herrschaftsbereiches für verbindlich.[16]

2.5 Die Bedeutung des Lorscher Arzneibuches

Die Klöster des Mittelalters sahen sich als Stätte der Heilung und des Heils. Im Einklang mit der *Regula Benedicti* widmeten sie sich sowohl der Sorge um die Seele (*cura animae*) als auch der Sorge um den Körper (*cura corporis*).

> „Entsprechend war der klösterliche Mediziner auch Psychotherapeut und Seelsorger, und das klösterliche Hospital Krankenhaus, Alters- und Witwenheim wie auch Herberge für Obdachlose und Waisen – alles unter einem Dach.“[17]

Michael Dörnemann erläutert in seinem Werk *Krankheit und Heilung in der Theologie der frühen Kirchenväter* das Verhältnis frühchristlicher Schriftsteller zur Medizin unter anderem am Beispiel des Basilius von Cäsarea.

Basilius von Cäsera vertrat die Ansicht, dass den Menschen die Heilkunde von Gott gegeben wurde, um Krankheiten zu mildern. Basilius betont jedoch, dass man die Hoffnung auf die eigene Heilung nicht ausschließlich in die Hände eines Arztes legen sollte, da „häufig [...] Krankheiten Strafen für Sünden, zu unserer Besserung verfügt“[18] seien.

> „Basilius versucht, den Sinn menschlicher Krankheit und Leiden zu erkennen. Er fordert die Menschen auf, in der Situation des Leidens zunächst bei Gott um Erkenntnis der Ursache für dieses Leiden zu bitten, ferner um die Geduld, das Leiden und die damit verbundene Versuchung zu bestehen und erst dann die Befreiung von diesen Leiden zu erflehen.“[19]

---

[15] vgl. Frohn, Klostermedizin, S. 36.
[16] vgl. Frohn, Klostermedizin, S. 21f.
[17] Frohn, Klostermedizin, S. 28.
[18] Interrogatio LV, 4 aus: Regulae fusius Tractatae [PG 31, 1049]; 193 F. zit. (Klammerzeichen ergänzt) Dörnemann, Michael. Krankheit und Heilung in der Theologie der frühen Kirchenväter. – Tübingen 2003, S. 197.
[19] Dörnemann, Krankheit, S. 196.

Basilius besaß eine positive Grundeinstellung zur Medizin und sah den Arzt als einen Vermittler göttlicher Hilfe. Das menschenfreundliche Handeln eines Arztes spiegle laut Basilius die Menschenfreundlichkeit Gottes wider.[20]

> „Als Hinweis auf die Heilung der Seele hat Gott, der unser ganzes Leben lenkt, uns deshalb die Heilkunst geschenkt, die den Überfluß wegnimmt und den Mangel ersetzt."[21]

Als einzigartiges Zeugnis medizinischer Lehrinhalte und Wissensvermittlung gilt das noch vor 800 in der Reichsabtei Lorsch verfasste Lorscher Arzneibuch. Das älteste schriftliche Werk der Klostermedizin ist für seine Vorrede, eine Verteidigung der Medizin, bekannt. Hierbei handelt es sich um eine Rechtfertigung der Heilkunde im Sinne Cassiodors. Zu betonen ist die bewusst christliche Ausrichtung des Lorscher Arzneibuches und dessen Ablehnung von Magie und Aberglauben.[22]

Der Verfasser des Lorscher Arzneibuches beschreibt in der Vorrede das Recht und die Pflicht, Kranken mit den Kenntnissen, die man durch den Heiligen Geist erhalten hat, und den Mitteln, die Gott geschaffen hat, zu helfen. Hierbei stützt er sich auf Texte der Bibel und widerlegt die Argumente seiner Gegner.[23]

Das Arzneibuch beinhaltet auf 150 Seiten lateinische Schriften der Medizintheorie und -praxis. Der Hauptteil setzt sich aus 482 Arzneimittelrezepten zusammen, bei denen neben den karolingischen Minuskeln (im 8. Jh. entstandene Schriftart) Nachträge und Bemerkungen auf Althochdeutsch zu verzeichnen sind. Diese zeugen von einer häufigen Verwendung des Buches im 9. und 10. Jahrhundert.[24] Bemerkenswert sind zweisprachige Pflanzenglossare, Hermeneumata (Übersetzungen) und Listen von Substanzen und heimischen Pflanzen, die als Ersatz von teuren und schwer erhältlichen Drogen verwendet werden konnten. Auch Maße und Gewichte sind im Lorscher Arzneibuch vermerkt.[25]

Durch die Verbindung des Wissens der antiken Medizin mit den Inhalten des christlichen Glaubens galten medizinische Behandlungen nicht mehr als unzulässige Eingriffe, sondern als Akt der Nächstenliebe. Das Lorscher Arzneibuch ist Teil der Handschriftensammlung der Staatsbibliothek Bamberg und seit 2013 UNESCO-Dokumentenerbe.[26]

---

[20] vgl. Dörnemann, Krankheit, S. 218
[21] Interrogatio LV, 1 aus: Regulae fusius Tractatae [PG 31, 1044]; 189 F. zit. (Klammerzeichen ergänzt) Dörnemann, Krankheit, S. 197.
[22] vgl. Jankrift, Krankheit, S. 13ff.
[23] vgl. Frohn, Klostermedizin, S. 134.
[24] vgl. https://www.bayerische-landesbibliothek-online.de/arzneibuch (12.08.2020, 16:30).
[25] vgl. Jankrift, Krankheit, S. 14.
[26] vgl. https://www.bayerische-landesbibliothek-online.de/arzneibuch (12.08.2020, 16:30).

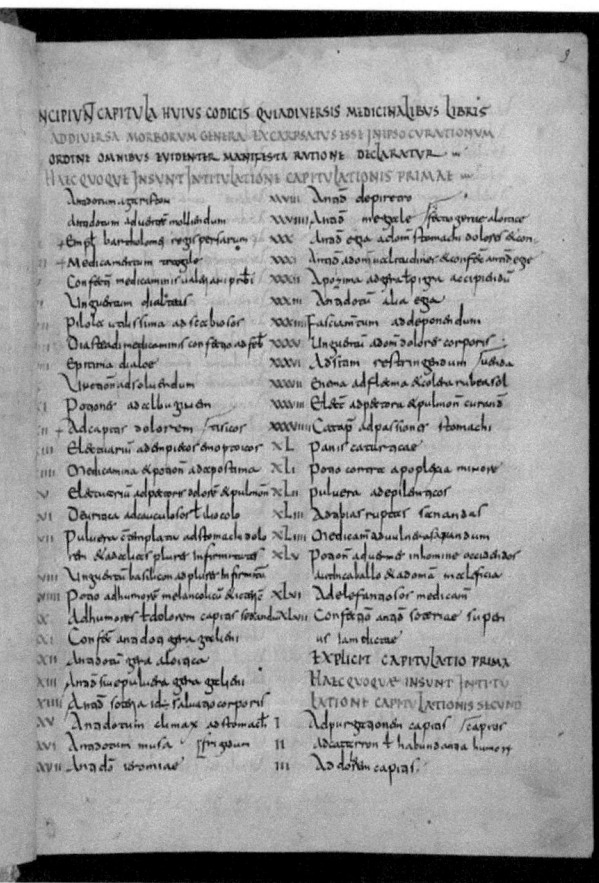

Abbildung 1 - Inhaltsverzeichnis des Lorscher Arzneibuches[27]

---

[27] https://de.wikipedia.org/wiki/Lorscher_Arzneibuch (01.12.2020, 19:00).

3 Die Zeit der Klostermedizin

3.1 Der St. Gallener Klosterplan

Die Reformen Karls des Großen führten unter anderem auch dazu, dass die benediktinischen Klöster nach normativen Vorgaben errichtet wurden, wodurch ein Idealbild eines Klosters entstand. Beim sogenannten St. Gallener Klosterplan handelt es sich um einen Musterplan für den Aufbau eines Klosters. Diese Aufzeichnungen auf fünf Pergamentstücken stammen vermutlich aus dem Kloster Reichenau am Bodensee. Da die Pergamentstücke in der heutigen St. Gallener Stiftsbibliothek aufbewahrt werden, wird der Plan als St. Gallener Klosterplan bezeichnet.[28] Dieser veranschaulicht, von welchem beachtlichen Ausmaß die medizinische Versorgung der Klöster war. Karl der Große erklärte diesen Plan, welcher schätzungsweise zwischen 820 und 830 von einem unbekannten Mönch entworfen wurde, unmittelbar nach seiner Vollendung allen Klöstern innerhalb seines Herrschaftsgebietes als verpflichtend.

Der Plan der Klosteranlage beinhaltet ein eigenes Spital. Dieser Gebäudekomplex umfasst unter anderem eine eigene Apotheke, ein Ärztehaus, ein Badehaus und einen Raum für Schwererkrankte. Neben einem Obst- und Gemüsegarten sind im Plan ebenfalls ein Heilkräutergarten und eine Kirche für Erkrankte vorhanden. Bemerkenswert sind die Heizungen, die in zahlreichen Räumlichkeiten des Spitals vorhanden waren. Diese unterstreichen zusätzlich die Fortschrittlichkeit der Klöster der damaligen Zeit.[29]

---

[28] vgl. Kanoun, Klostermedizin, S. 17.
[29] vgl. Frohn, Klostermedizin, S. 28f.

St. Gallen, Stiftsbibliothek, sogenannter Klosterplan, im frühen 9. Jahrhundert auf der Insel Reichenau gefertigt.

1 Haus für die Gefolgschaft vornehmer Gäste 2 Wirtschaftsgebäude 3 vornehme Gäste 4 äußere Schule 5 Abtsgebäude 6 Wirtschaftsgebäude 7 Aderlaßhaus 8 Arzthaus und Apotheke 9 Kräuter- garten 10 Glockenturm 11 Pförtner 12 Schulvorsteher 13 Bibliothek 14 Bad und Küche 15 Spital 16 Kreuzgang 17 Eingang 18 Empfangshalle 19 Chor 20 Klosterkirche (Basilika) 21 Gesinde 22 Schäferei 23 Schweine 24 Ziegen 25 Stuten 26 Kühe 27 Küche 28 Herberge 29 Vorratsraum und Weinkeller 30 Kreuz- gang 31 Schlafsaal und Wärmestube

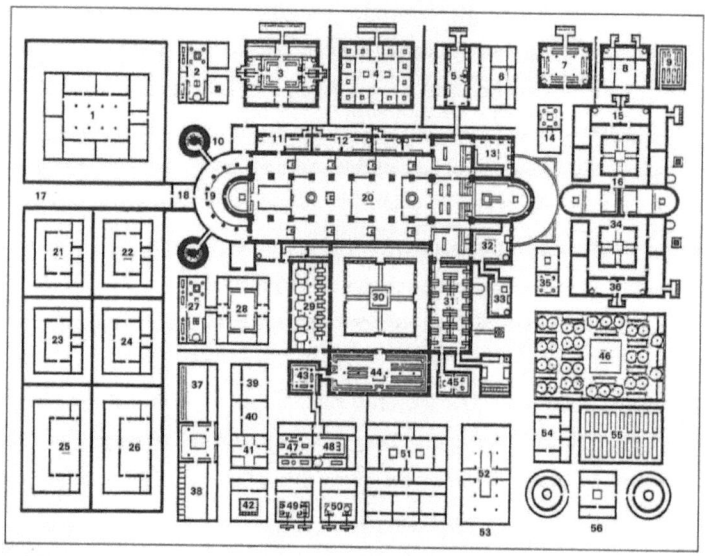

32 Sakristei 33 Hostienbäckerei 34 Kreuzgang 35 Küche 36 Novizenschu- le 37 Pferde 38 Ochsen 39 Böttcher 40 Drechsler 41 Speicher 42 Malzdarre 43 Küche 44 Speisesaal 45 Badestube 46 Friedhof 47 Brauerei 48 Bäckerei 49 Stampfe 50 Mühle 51 verschiedene Handwerker 52 Tenne 53 Kornscheune 54 Gärtnerhaus 55 Gemüsegarten 56 Geflügelzucht

Abbildung 2 - Der St. Gallener Klosterplan[30]

[30] Toman, Rolf. Die Kunst der Romanik. Architektur, Skulptur, Malerei. – Köln 1996, S. 34.

3.2 Klosterspitäler

Aus dem 36. Kapitel der *Regula Benedicti* geht hervor, dass die hospitalische Versorgung in Klöstern aus dem Motiv christlicher Nächstenliebe erfolgt:

> „Infirmorum cura ante omnia et super omnia adhibenda est, ut sicut revera Christo, ita eis serviatur, quia ipse dixit: Infirmus fui et visitastis me; et: Quod fecistis uni de his minimis, mihi fecistis."[31]

Benediktiner sorgten sich nicht nur um die Krankenversorgung der Ordensmitglieder, sondern weiteten diese auf alle Hilfesuchenden und Notleidenden aus. Die Klöster dienten im Mittelalter als bewährte Zufluchtsorte und Heilstätten.

Nach dem Vorbild des St. Gallener Klosterplans lässt sich die Heilstätte eines Klosters in drei Einrichtungen gliedern:

1. Haus für Arme und Pilger *(Hospitale pauperum)*
2. Herberge für Wohlhabende und reiche Pilger *(Hospitium)*
3. Hospital für Brüder und Mönche *(Infirmarium)*

Die *Leproserie* kam später hinzu und bestand aus Einzelzimmern für Schwerkranke. Meist waren diese isolierten Räumlichkeiten für Leprakranke vorgesehen. Außerdem verfügte das Klosterspital über Lagerräume für Arzneimittel und einen eigenen Speisesaal für Kranke, häufig „Misericordia" (lat. Mitleid, Barmherzigkeit) genannt. In Krankenräumen lagen bis zu drei Personen in einem Bett. Die meist aus armen Verhältnissen stammenden Patienten erhielten eine Pflege, welche die Grundhygiene abdeckte: Es wurde für ausreichend körperliche Verpflegung, frische Luft und genügend Licht aber auch für spirituellen Beistand gesorgt. Im Gegenzug verlangte man die Einhaltung der Regeln. So durfte man Mitpatienten nicht bedrängen, die Vorschriften nicht kritisieren oder zusätzlich erhaltenes Essen nicht weitergeben. Bei Nichteinhaltung dieser Regeln wurde man ermahnt oder unter Umständen sogar bestraft.[32]

---

[31] Die Benediktusregel. – Beuron 1992, S. 162.
Übersetzung: „Die Sorge für die Kranken muß vor und über allem stehen: man soll ihnen so dienen, als wären sie wirklich Christus; hat er doch gesagt: ‚Ich war krank, und ihr habt mich besucht', und: ‚Was ihr einem dieser Geringsten getan habt, das habt ihr mir getan.' " (Benediktusregel, S. 163).
[32] vgl. Kanoun, Klostermedizin, S. 21ff.

3.3 Klostergärten

Ein fester Bestandteil des St. Gallener Klosterplans war der Klostergarten, welcher ein Symbol für das Leben ist. Er liefert Lebensnotwendiges wie Obst, Gemüse und Gewürze für die Ernährung und Heilpflanzen für die Gesundheit. Diese Synthese spiegelt sich in der Arbeit mit Erde und Pflanzen als Teil der Schöpfung wider.

Der St. Gallener Klosterplan sieht in jedem Kloster neben einem Gemüse- und Baumgarten einen *Herbularius* (lat. herba = Kraut, Gewächs), den Heilkräutergarten, vor. Der Herbularius war um das Ärztehaus angelegt und im nördlichen Teil der Klosteranlage platziert.[33] Dieser besteht aus sechzehn, schachbrettartig aufgebauten Beeten. Die Bepflanzung dieser Beete ging aus der *Capitulare de villis* hervor, aus der man von neunzig zu kultivierenden, vorgeschriebenen Pflanzen sechzehn Arzneipflanzen auswählte. Pro Beet wurde nur eine Pflanze angebaut. Betrachtet man dieses System näher, erkennt man, dass es sich als sehr nützlich erwies, da es so bei der Arzneipflanzenernte zu keiner Verwechslung der angebauten Heilkräuter kam und die Reinheit garantiert wurde. Anstatt Erntehelfern den genauen Namen des Gewächses nennen zu müssen, konnte der Klosterarzt beispielsweise nach dem Kräutergewächs im vierten Beet entlang der Mauer verlangen.

Ob ein Gewächs zum Bestand der Klostergärten zählte, kann man am botanischen Namen der Pflanze feststellen. Die Zusatzbezeichnung *officinalis* und *officinale* kann als *zum Kloster gehörig* übersetzt werden.

> „Ob Eisenkraut *(Verbena officinalis)*, Liebstöckel *(Levisticum officinalis)*, Melisse *(Melisse officinalis)*, Ringelblume *(Calendula officinalis)*, Rosmarin *(Rosmarinus officinalis)* oder Salbei *(Salvia officinalis)* – sie alle wuchsen einst im mittelalterlichen Klostergarten.“[34]

Neben den im Klostergarten wachsenden Arzneimittelpflanzen verwendeten Mönche für die Herstellung von Arzneimitteln wildwachsende Gewächse wie Kamille oder Baldrian. Gemäß den pharmakologischen Kenntnissen der Klostermedizin berücksichtigte man während der Kräuterernte den Zeitpunkt der Heilwirkung dieser Pflanzen. Die Heilkräuterernte fand erst während der intensivsten Wirkung ihrer Inhaltsstoffe statt. Hierbei wurde zwischen vorhandenen Inhaltsstoffe in den folgenden Teilen der Pflanzen unterschieden: Wurzeln, Blüten und Samen. Das Wissen über Anbau, Heilwirkung und Anwendung von Arzneipflanzen wurde in den Arzneimittelschriften und den Herbarien niedergeschrieben. Die Führung der Herbarien resultierte aus dem pharmazeutischen Interesse der Mönche und hatte eine Anleitung zum Auffinden und

---

[33] vgl. Baum, Klostermedizin, S. 27.
[34] Frohn, Klostermedizin, S. 51.

Unterricht der Eigenschaften und Wirkung von den Heilpflanzen zum Ziel. Die Arzneipflanzen wurden nach ihren Primärqualitäten (warm, kalt, trocken und feucht) und nach Standort, Wachstum, Größe, Aussehen, Geruch und Geschmack beschrieben und mit anderen bekannten Pflanzen verglichen als auch präzise illustriert. Diese Abbildungen wurden mit getrockneten eingeklebten Pflanzen erweitert. Eines der bekanntesten Herbarien ist der *Macer Floridus* (Anfang 11. Jahrhundert) des Benediktinermönches Odo Magdunensis, welcher in zahlreiche Sprachen übersetzt wurde.

Den Mönchen ist zu verdanken, dass einige Pflanzen in Mitteleuropa heimisch wurden. Basilikum brachten Benediktinermönche im 12. Jahrhundert nach Mitteleuropa, Thymian bereits im 11. Jahrhundert. Auch der Orden der Zisterzienser pflegte den Gartenbau. Die Zisterziensermönche brachten bei Gründungen von Töchterklöstern bereits Samen und Sprösslinge für die Klostergärten mit. Es ist nachweisbar, dass Ordensbrüder untereinander Tauschhandel betrieben. Man bat die umliegenden Klöster um fehlende Arzneipflanzen oder tauschte Setzlinge untereinander. Erhaltene Rechnungen bezeugen jedoch, dass Klöster aufgrund des Klimas nicht gänzlich unabhängig waren und Heilpflanzen wie Pfeffer, Kalmus, Weihrauch, Myrrhe, Ingwer und Aloe vera importierten.[35]

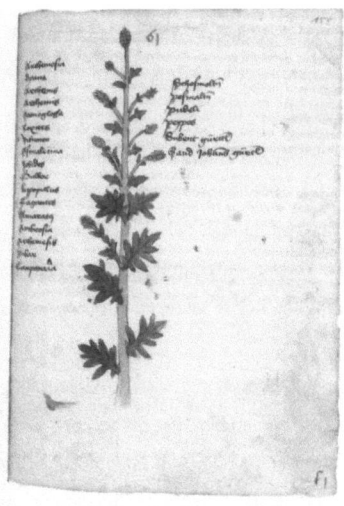

1. Artemisia - Beifuß, Clm 5905, fol. 155 (Nr. 61) ‚Macer floridus' Kap. 1

Abbildung 3 - Illustrierung des Beifußes aus dem Macer Floriuds[36]

---

[35] vgl. Frohn, Klostermedizin, S. 49ff.
[36] Mayer, Kräuterbuch, S. 24

3.4 Herstellung der Arzneimittel

Aufgrund der überlieferten Arzneibücher ist heutzutage ein gutes Bild von der Beschaffenheit der von Klosterärzten verabreichten Heilmittel vorhanden. Die Rezeptsammlungen wurden für den täglichen Gebrauch verfasst und ermöglichen somit einen Einblick in die pharmazeutische Arbeitsweise der Klosterärzte. Als *Infirmarius* bezeichnete man den Verantwortlichen für die Herstellung der Arzneimittel. Zudem hatte er die Aufsicht über den Anbau der Heilpflanzen. Zur Herstellung der pflanzlichen Medizin wurden überwiegend die Blätter meist getrockneter Heilkräuter verwendet. Pflanzenteile wie Wurzeln, Blüten oder Samen wurden nur selten verwertet. Nach dem Trocknen der Pflanzen wurden diese fein pulverisiert und zu verschiedensten Arzneiformen weiterverarbeitet. Die am häufigsten verarbeitete Arzneiform war die Antidote. Bei dieser handelt es sich um alles, was von Patienten direkt eingenommen werden kann – von Pulvern und Tränken bis zu Tabletten.

Für die Herstellung von Tränken kochte man die pulverisierten Kräuter entweder ab, oder man übergoss sie mit Lösungsmitteln wie Wasser, Wein oder Essig und ließ sie bei Raumtemperatur ziehen, bevor sie abgeseiht wurden. Zum Süßen der Arzneien fügte man ihnen Honig hinzu, seit dem Hochmittelalter auch Zucker, der aus dem arabischen Raum importiert wurde. Durch den Zusatz von Honig wurden die Arzneien konserviert. Ohne Konservierung wäre es nicht möglich gewesen alle Arzneien zu lagern, da diese viele verderbliche Inhaltsstoffe wie Milch, Butter oder Wein enthielten.

Eine ebenfalls gängige Darreichungsform war die Tablette. Die pulverisierten Arzneistoffe wurden hierbei zum Beispiel in Brotteig eingearbeitet, zu kleinen Kugeln geformt und anschließend in Honig eingetaucht. Meist nahm man diese mit einem Schluck Wein ein.

Auch medizinische Sirupe wurden in Klosterapotheken hergestellt. Einem Gemisch aus Rosenwasser, Wein und viel Honig und Zucker setzte man die wirksamen Stoffe bei, welches anschließend verzerrt wurde.

Getrocknete Heilpflanzen fanden auch für die äußere Anwendung Gebrauch. Zum Einreiben vermengte man Pulver mit pflanzlichen Ölen, für Salben verrührte man die Wirkstoffe wiederum mit Butter, tierischen Fetten oder Talg. Mit Harzen und Pflanzengummis erzeugte man eine klebende Masse, der man Heilstoffe hinzufügte, die man in ein Leintuch schmierte und als Pflaster auf die zu verarztende Körperstelle auflegte.

Zur Herstellung der Arzneien verwendete man Mörser in unterschiedlichsten Größen. Zum Ansetzen oder Erwärmen fanden sich in den Apotheken Schalen, Kessel und Becken wieder.

Zur Destillation wurde der *Alembik* (Destillierhelm) eingesetzt, der auch noch heutzutage gebräuchlich ist. Zur Aufbewahrung dienten Gefäße, welche meist bemalt und mit Ornamenten versehen waren.

Auch wenn die Klostermedizin auf der Phytotherapie basiert, benutzen Klosterärzte in geringem Ausmaß ebenfalls Arzneien tierischer Herkunft. Vielfältig einsetzbar war die Auster. Hierbei ist anzumerken, dass mit Auster jedes Schalentier, welches in Meeren oder Flüssen lebt, gemeint war. Pulverisierte Austernschalen dienten als Mittel gegen die Tollheit und zur Fiebersenkung. Die Asche von Austernschalen wurde als Mittel für die Zahnreinigung eingesetzt. Der Gebrauch von Schalentieren in der Klostermedizin ist dadurch belegt, dass Schneckenzuchten in Klöstern nachgewiesen werden konnten.

In kleinstem Ausmaß gab es auch klösterliche Arzneien mineralischen Ursprungs. Pulverisiertes Gold galt beispielsweise als reinigend, herzstärkend sowie als Mittel zum Schutz vor Ohnmacht und Magenentzündungen. Das herkömmliche Kochsalz zeichnete sich als wichtigstes heilendes Mineral aus. Viele Rezepte beinhalteten es angesichts seiner abführenden Wirkung als Hauptarzneistoff. Bei Wundbehandlung wurde es zur Desinfektion direkt in die Wunde gestreut.[37]

3.5 Die Lehre der vier Körpersäfte

Die theoretische Grundlage der Klostermedizin stützte sich auf die Vier-Säfte-Lehre, anhand welcher man Krankheiten diagnostizierte und ihre Behandlungen bestimmte.

Hippokrates war der Ansicht, dass die Welt aus den vier, oftmals in unterschiedlichem Verhältnis zusammengesetzten Elementen *Feuer*, *Wasser*, *Erde* und *Luft* bestand. Jeder dieser Körpersäfte entspricht einem Element und beherrscht ein Organ:

Luft – Blut – Herz

Wasser – Flegma (Weißschleim) – Gehirn

Feuer – Gelbgalle – Leber

Erde – Schwarzgalle – Milz

Jedem Element sind verschiedene Qualitäten zugeordnet: *warm, kalt, trocken* und *feucht*. Der Begriff Primärqualitäten beschreibt die Gegensatzpaare, von welchen zwei eine besondere

---

[37] vgl. Frohn, Klostermedizin, S. 114ff.

Bedeutung erhielten: warm/kalt und feucht/trocken. Die Primärqualitäten treten immer paarweise auf:

Luft – Blut – Herz – warm und feucht

Wasser – Flegma (Weißschleim) – Gehirn – kalt und feucht

Feuer – Gelbgalle – Leber – warm (heiß) und trocken

Erde – Schwarzgalle – Milz – kalt und trocken

Dieser antiken naturphilosophischen Vorstellung entsprechend enthält jeder lebendige Organismus vier Körpersäfte. Hippokrates ordnete auch den Heilpflanzen dieselben Eigenschaften zu: heiß, trocken, kalt und feucht.

Claudius Galenus von Pergamon entwickelte die hippokratische Säftelehre weiter. Ausgehend von der Annahme, schlechte Säfte als Erreger von Krankheiten zu sehen, entstand die Lehre von den vier Säften, die Humoralpathologie.[38] Bei diesem Denkmodell nahm man an, dass die gesamte Natur auf dem Gleichgewicht von vier miteinander verbundenen Elementen basiert. Ein Ungleichgewicht dieser Stoffe führt zu einer Erkrankung.[39] Die Erkrankungen werden nach diesem System erkannt und behandelt. Arzneimittel, also Substanzen, die auf den Körper eine verändernde Wirkung haben, sind die Basis für Behandlungen in der Humoralpathologie. Durch die Verabreichung entsprechender Arzneien versucht der Arzt das Gleichgewicht im Körper wiederherzustellen. Dieses wird durch Beeinflussung der Qualität der Säfte und durch Abführen überschüssiger oder schädlicher Säfte erreicht.[40]

Aus diesem System resultierten zugleich vier Temperamente, die durch das Verhältnis der Säfte entstehen. Das Übermaß an Schleim, also dem Flegma, führt zur Lustlosigkeit und Schwerfälligkeit. Man spricht von einem *Phlegmatiker*. Überwiegt die schwarze Galle, handelt es sich um einen *Melancholiker* (griech. melas = schwarz). Der Melancholiker wirkt trübsinnig und nachdenklich. Macht jedoch die gelbe Galle den Großteil der Körpersäfte aus, ist die Person willensstark und entschlossen, jedoch auch leicht reizbar. Solch eine Person wird als *Choleriker* bezeichnet (griech. chole = Galle). Der *Sanguiniker* (lat. sanguis = Blut) ist aufgrund des Überschusses von Blut heiter und temperamentvoll.

---

[38] vgl. Frohn, Klostermedizin, S. 111.
[39] vgl. Mayer, Johannes Gottfried / Uehleke, Bernhard / Saum, Kilian. Handbuch der Klosterheilkunde: Neues Wissen über die Wirkung der Heilpflanzen; Vorbeugen, behandeln und heilen. – München 2006, S. 24.
[40] vgl. Frohn, Klostermedizin, S. 111.

Zudem vertrat Galen die Ansicht, dass in der Luft das *Pneuma* enthalten war, welches der Mensch durch Atmen aufnehme und im Körper in *Lebensgeist (spiritus vitalis)* umwandle. So setzte Galen einzelne antike Vorstellungen zu einem zusammenhängenden System zusammen, welches auf dem richtigen Verhältnis der Säfte, der Elemente und dem Pneuma beruht. Mit dieser Theorie prägte Galen für über 1400 Jahre die Geschichte der Medizin.[41]

3.6 Therapieformen der Klostermedizin

Ausgehend von Galens Auffassung der Heilkunst und seinem sogenannten *Haus der Heilkunde* teilt sich die Therapie in Pharmazeutik, Chirurgie und Diätetik.

Die Behandlung in Klosterspitälern bestand hauptsächlich aus der Verabreichung von Arzneimitteln: Nachdem man den Ursprung der Krankheit anhand der Vier-Säfte-Lehre diagnostiziert hatte, wählte man das geeignete Antidot (Gegenmittel) aus. Klösterliche Arzneien wurden in der Regel aus Heilpflanzen hergestellt. Falls es die Situation jedoch erforderte, nahmen Klosterärzte auch kleine Eingriffe, wie den Aderlass (Blutentnahme aus einer Vene), das Schröpfen (Ansaugen von Blut über einem erkrankten Organ, um die Haut besser zu durchbluten) oder das Klistieren (Einlauf) vor.[42]

Der Aderlass (*phlebotomia*) war in Klöstern eine praktizierte Behandlungsmethode. Durch den gezielten Verlust von Blut erhoffte man sich, das Gleichgewicht der vier Säfte aufrecht zu erhalten. Zudem versprach man sich von der sogenannten *phlebotomia* eine Senkung von zu hohem Blutdruck und Fieber. Darüber hinaus galt der Aderlass als grundlegende Behandlung für die Bewahrung der Gesundheit und als hygienisch notwendig.

In den meisten Klöstern wurde der Aderlass in einem eigens dafür vorgesehenen Raum durchgeführt. Vor der Öffnung der Vene empfahl man dem Patienten den Arm mit heißem Wasser oder am Küchenherd der Klosterküche zu erwärmen, um den Blutfluss zu erleichtern. Wurde ausreichend Blut zur Ader gelassen, verband man die Vene mit festen Stoffbinden. Frisch zu Ader gelassene Patienten durften sich an einer fleischreichen und kräftigen Ernährung zur Stärkung des Körpers erfreuen.

In der Chirurgie beschränkte sich die Klostermedizin auf kleine Eingriffe wie die Behandlung von Knochenbrüchen, kleine Schnittoperationen und das Ziehen von Zähnen. Komplexere Eingriffe waren den Klosterärzten untersagt. Auch das Brennen und Schröpfen fanden in der Klostermedizin Gebrauch. Beim Schröpfen handelt es sich um eine Blutableitung, die mit

---

[41] vgl. Kanoun, Klostermedizin, S. 7ff.
[42] vgl. Frohn, Klostermedizin, S. 109.

Glasglocken erzielt wurde. Diese setzte man auf die Haut des Patienten. Beim Brennen brannte man Wunden zur Desinfektion und Stillung der Blutung aus.[43]

3.7 Diätetik und Cura corporis

Da laut Galen die Behandlung der Krankheiten der Erhaltung der Gesundheit nachgeordnet ist, wird nun die Diätetik und *Cura corporis* näher beleuchtet. Bei der Diätetik handelt es sich um die Kunst der behutsamen Lebensführung.

> „Der Kanon der Lebensordnung setzt sich zusammen aus bewusstem Umgang mit Umwelt, Essen und Trinken, Ausgewogenheit von Bewegung und Ruhe, Wachen und Schlafen, Beachtung aller Ausscheidungen des Organismus und Aufmerksamkeit gegenüber Emotionen. Vernunft in allen Lebensbereichen zur Steigerung der Selbstheilungskräfte, um sich gegen gesundheitsschädliche Einflüsse zu schützen, [...]"[44]

> „Isidor von Sevilla, welcher der Klostermedizin die entscheidenden Impulse gab, spricht in seiner Enzyklopädie der Künste und Wissenschaften von der Diätetik als jener »Kunst, durch die wir uns gesund erhalten«."[45]

Der heilige Isidor von Sevilla (560-636)[46] leitete *Medicina* von *Mitte* und *Maß* her. Demnach war für den Erzbischof von Sevilla und Kirchenlehrer der Krankenzustand eine Deformation, während die Gesundheit ein positiver und den Menschen in Gang haltender Prozess sei. Die gesamten Inhalte der Diätetik wurden in den *Regimina Sanitatis* erfasst. Hierbei handelt es sich um eine eigene Literaturgattung, der man Regeln zur Erhaltung der körperlichen Gesundheit für jede Altersgruppe und Alltagssituation entnehmen kann und die in der Klosterheilkunde von großem Ansehen war.

Gemäß der Ansicht, dass auch in Klöstern körperliche Bedürfnisse berücksichtigt werden sollten, legte man auf die *Cura corporis* viel Wert. Sie war das Gegenstück zur *Cura animae*, der Sorge um die Seele. Der heilige Benedikt war der Überzeugung, dass keiner an einem Defizit leiden soll und auch körperliche Schwächen zu respektieren sind. Genügend Schlaf und Ruhe seien für die Gesundheit unbedingt notwendig.

Auf den Ordensvorschriften, den Constitutiones, basieren Cura corporis-Texte, welche die große Motivation zu einem Hygienestreben in den Klöstern nachweisen. Zwar war beispielsweise das Baden freiwillig, jedoch galt das Waschen des gesamten Körpers am Abend und Morgen genauso als selbstverständlich wie das Händewaschen vor und nach einer Mahlzeit.

---

[43] vgl. Frohn, Klostermedizin, S. 128ff.
[44] Frohn, Klostermedizin, S. 98.
[45] Frohn, Klostermedizin, S. 99.
[46] vgl. https://www.heiligenlexikon.de/BiographienI/Isidor_von_Sevilla.htm (04.08.2020, 13:35).

Um der Cura corporis nachzugehen, verfügten die Klöster neben dem Bade- und Waschraum der Klosterspitäler ebenfalls über eigene Bade- und Waschräumlichkeiten für die Mönche. Schon damals besaß der Klerus eine große Auswahl an Mund- und Duftwässern, Seifen, Cremen und vielen anderen kostbaren Essenzen. Sofern man es sich leisten konnte, bezog man jegliche Utensilien für die eigene Körperpflege aus den Klöstern.[47]

3.8 Neuorientierung der Medizin

Wissens- und Bildungsformate waren insgesamt seit dem 11. Jahrhundert einem stärkeren Zug zur Professionalisierung ausgesetzt, was schließlich zur Gründung der Institution der Universität führte. Bahnbrechend für die Medizingeschichte war, dass Salerno, das als Priorat des Klosters Montecassino zunächst ein Ort der Klostermedizin war, in seinen eigenen Mauern eine medizinische Proto-Universität hervorbrachte, die sich zur wichtigsten medizinischen Hochschule in Europa weiterentwickelte. Dieser Ausdifferenzierungsprozess zwischen Klostermedizin und neuer wissenschaftlichen Medizin, Heiligung und Heilung, therapeutischem Mönch und laikalem Arzt beinhaltete wohl auch Konkurrenzsituationen und führte zu heftigen Diskussionen. So untersagte beispielsweise das Konzil von Clermont im Jahre 1130 den Klerikern und Mönchen gewisse therapeutische Tätigkeiten[48] und das Medizinstudium.[49]

Die Schule von Salerno war das erste Bildungszentrum für Medizin außerhalb eines Klosters (aber mit Anbindung an ein Kloster) im europäischen Mittelalter und hat ihre Wurzeln im 8. Jahrhundert.[50] Sie forderte zunächst ein fünfjähriges Studium der Schriften des Hippokrates und Galen als auch ein einjähriges Praktikum nach dem Abschluss der Medizinausbildung bei einem bereits ausgebildeten Arzt. Die Konstitutionen Friedrichs II. aus dem Jahr 1231 setzten eine einheitliche Regelung für die Ausbildung von Ärzten fest, nämlich das Absolvieren eines dreijährigen Studiums der Logik vor dem eigentlichen Medizinstudium.

Die Klostermedizin wurde in kleinerem Ausmaß weiterpraktiziert. Erst die Säkularisation im Jahr 1803 beendete das medizinische Agieren an Klöstern endgültig.[51]

---

[47] vgl. Frohn, Klostermedizin, S. 99ff.
[48] vgl. Frohn, Klostermedizin, S. 37f.
[49] Diese Einschätzung unterstützt Karl-Heinz Steinmetz, Autor mehrerer medizinhistorischer Veröffentlichungen, bei einer Konsultation im Oktober 2020. Zur Entwicklung von Salerno vgl. Kristeller, Paul Oskar. La Scuola di Salerno. Il suo sviluppo e il suo contributo alla storia della scienza. In: Kristeller, Paul Oskar (Hrsg.). Studi sulla Scuola medica salernitana. – Neapel 1986, S. 11–96
[50] vgl. https://web.unisa.it/en/university/history (09.01.2021, 18:45).
[51] vgl. Frohn, Klostermedizin, S. 37f.

4 Die heilige Hildegard von Bingen

4.1 Kurzbiographie der heiligen Hildegard von Bingen

Mit der heiligen Hildegard von Bingen erlebte die Klostermedizin ihre letzte Blüte.

Hildegard von Bingen (1098-1179) wurde auf dem Gut Bemersheim bei Alzey geboren und wuchs mit neun Geschwistern in einer wohlhabenden Familie auf. Mit acht Jahren wurde sie zur Erziehung in eine von Jutta von Spanheim geführte Klause geschickt, die zur Abtei Disibodenberg gehörte. Sie befasste sich mit dem Studium der Liturgie, der sieben freien Künste (Grammatik, Rhetorik, Dialektik, Arithmetik, Geometrie, Musik und Astronomie) und biblischer Texte.

Als Nachfolgerin ihrer Erzieherin Jutta von Spanheim übernahm sie 1136 die Leitung der Klostergemeinschaft. Hildegard von Bingen bemühte sich zwischen 1147 und 1152 um die Errichtung des Klosters Rupertsberg in der Nähe von Bingen und gründete 1165 ein Tochterkloster in Elbingen bei Rüdesheim.

Die heilige Hildegard von Bingen richtete als Benediktinerin ihr Leben konsequent nach der Ordensregel Benedikts von Nursia aus und hinterließ zahlreiche schriftliche Werke. Die Äbtissin gilt ebenfalls als Predigerin und Missionarin der Kirchenreform. Besondere Aufmerksamkeit widmete sie der Klostermedizin.[52]

4.2 Das medizinische Verständnis der heiligen Hildegard von Bingen

Der Gedanke der Einheit und Ganzheit prägt Hildegards natur- und heilkundige Schriften. Sie entwickelte ein ganzheitliches Welt- und Menschenbild, das sowohl in ihren religiösen als auch in ihren naturkundigen Schriften geschildert wird.

> „Die Gestalt des Menschen ist nach dieser Konzeption ein verkleinertes Abbild des Kosmos. Der Mensch erscheint eingebunden in den großen Rahmen der kosmischen Kräfte, hat jedoch die Möglichkeit, auf diese Einfluss auszuüben. Körper und Seele bilden dabei in ihrer Beziehung zueinander ebenfalls eine Einheit. Das geistig-visionäre Gerüst der Ordnung von Mikro- und Makrokosmos fand seinen Niederschlag auch in Hildegards Vorstellungen von Bau und Funktion des menschlichen Organismus, der Entstehung von Krankheit und schließlich deren effiziente Behandlung.“[53]

Das medizinische Werk *Liber subtilitatum diversarum naturarum creaturarum* (Das Buch vom inneren Wesen der verschiedenen Naturen der Geschöpfe) entstand in den Jahren zwischen

---

[52] vgl. Jankrift, Krankheit, S. 29.
[53] Jankrift, Krankheit, S. 28f.

1150 und 1160. Das Werk besteht aus zwei Teilen: Der erste Teil *Liber simplicis medicinae* (Das Buch von der einfachen Medizin) ist heutzutage als *Physica* bekannt, der zweite Teil trägt den Titel *Liber compositae medicinae – Causae et curae* (Das Buch von den Ursachen und der Behandlung von Krankheiten).[54]

Diese zwei naturkundlich-medizinischen Schriften sind in der Medizingeschichte von großer Bedeutung und fanden auch noch lange nach dem Tod der Heiligen Verwendung.

In *Physica* werden Heilmittel in neun Büchern behandelt. Dargestellt werden hier 230 Kräuter und eine Elementarlehre über die Heilkräfte von Bäumen, Edelsteinen, Tieren und Metallen. Besonders wichtig sind die beiden Bücher über die Pflanzen, wo manche Arten erstmalig als Arzneipflanzen geführt werden, wie zum Beispiel die Ringelblume (*Calendula officinalis*).

Causae et curae beschäftigt sich mit der Konstitution des Menschen unter Berücksichtigung der geschlechtsspezifischen Unterschiede zwischen Mann und Frau, mit physikalischen Vorgängen, wie etwa der Verdauung, und mit der Entstehung von Krankheiten.

In diesem Werk kommt auch die Vier-Säfte-Lehre zum Ausdruck, der sich Hildegard von Bingen teilweise anschließt. Im Gegensatz zu der in Kapitel 3.5 erläuterten klassischen Vier-Säfte-Lehre definiert Hildegard die Eigenschaften der Pflanzen nicht mit entweder warm oder kalt, sondern mit mehr oder weniger warm und kalt und feucht und trocken.[55]

Die Grundlage für die Vorschläge ihrer Behandlungen bildet Hildegards Modell der ausgeglichenen Verteilung der vier Elemente Feuer, Luft, Wasser und Erde innerhalb des Organismus. Ihrer Ansicht nach befand sich das Feuer im Gehirn und Mark, die Luft im Atem und in der Vernunft, das Wasser in sämtlichen Körperflüssigkeiten und im Blut und die Erde im Gewebe und in den Knochen. Das harmonische Zusammenwirken dieser Elemente verursacht laut Hildegard eine Kreislaufbewegung, welche das Leben ermöglicht.

Hildegards Ansicht nach werden die meisten Krankheiten durch die Lebensweise des Menschen verursacht und gehen auf das nicht rechte Maß (*discretio*) im Umgang mit Essen, Trinken und Genussmitteln zurück. Ein wichtiger Aspekt für Hildegard ist das Wirken Gottes in jedem Heilungsprozess, auch in den hoffnungslosesten Fällen.[56]

Im Gegensatz zu den immer weiter verbreiteten Schriften orientalischer Ärzte, die zur Behandlung einer Krankheit ein der Krankheit gegensätzliches Heilmittel anwandten (*contraria contrariis*), konnte sich im christlichen Abendland zu Zeiten der heiligen Hildegard die

---

[54] vgl. http://hildegard.at/startseite/hildegard-von-bingen/ (03.10.2020, 21:20).
[55] http://www.klostermedizin.de/index.php/die-klostermedizin/das-hochmittelalter/14-hildegard-von-bingen-physica-und-causae-et-curae (03.10.2020, 21:30).
[56] vgl. Jankrift, Krankheit, S. 28ff.

sogenannte *Signaturenlehre* behaupten. Diese prägte die Vorstellung, dass für ein besseres Gleichgewicht der vier Körpersäfte ein Heilmittel dient, welches der Natur der Krankheit ähnelt.

Im Folgenden werden die Erkenntnisse der heiligen Hildegard von Bingen am Beispiel der Behandlung von Lepra dargestellt:

Die Lepra wurde nach dem galenischen Schema als kalt und trocken definiert. Für die Behandlung dieser Krankheit empfahl Hildegard von Bingen in *Causa et curae* eine Salbe aus Schwalbenkot, Klettenkraut, Geier- und Storchenfett und Schwefel, die im Schwitzbad mehrmals aufgetragen werden sollte. Die Wirkung dieser Salbe erklärte die Äbtissin anhand der Wärme des Schwefels, Schwalbenkots und Storchenfettes sowie der Kälte von Klettenkraut und Geierfett. Die Krankheitsmaterie wird durch die Wirkung des Klettenkrautes zersetzt und durch Schwefel und Fette herausgelöst.

Eine umfassende Heilung findet laut der heiligen Hildegard statt, wenn eine persönliche Hinwendung zum Kranken im Sinne der christlichen Barmherzigkeit vorhanden ist. Die heilige Hildegard von Bingen formte ebenfalls ein Idealbild eines Arztes, das sich am Bild des größten aller Ärzte, nämlich Jesus Christus, orientiert. Er soll seine medizinische Tätigkeit barmherzig und stark im Einklang mit dem göttlichen Heilsplan ausüben.[57]

5 Gültigkeit der Klostermedizin

Das folgende Kapitel widmet sich der Aktualität der Klostermedizin. Um den Rahmen der Arbeit nicht zu sprengen, wird nur die Gültigkeit des bedeutendsten Bereiches der Klostermedizin, der Anwendung von Heilpflanzen, beschrieben.

5.1 Anwendung von Heilpflanzen

Obwohl bis zum zweiten Weltkrieg noch immer neunzig Prozent aller Medikamente pflanzlichen Ursprungs waren, ist schon mit Beginn des 19. Jahrhunderts der Ausbau der chemischen Wissenschaft und die Entwicklung der experimentellen Pharmakologie zu verzeichnen. So gewannen chemisch-synthetisch hergestellte Arzneimittel immer mehr an Ansehen und das Wissen über Heilpflanzen und ihre Anwendung wurden dadurch langsam verdrängt. Der Grund

---

[57] vgl. Jankrift, Krankheit, S. 28ff.

dafür war das Fehlen detaillierter, wissenschaftlicher Untersuchungen, um die Wirkung von Heilpflanzen mit der Wirkung von chemisch-synthetischen Präparaten zu vergleichen.[58] Heutzutage machen sowohl dramatisch zunehmende Resistenzbildungen bestimmter Bakterienstämme gegen Antibiotika als auch gefährliche virale Infektionskrankheiten die Öffentlichkeit auf die Wirksamkeit der schon seit der Antike angewandten pflanzlichen Stoffe aufmerksam. Erfahrungen und Erkenntnisse der Klostermedizin, die über viele Jahrhunderte hinweg gesammelt wurden, sollen deswegen in der heutigen Medizin nicht unberücksichtigt bleiben.

Um therapeutisch wirksame Inhaltsstoffe einer Arzneipflanze zu bewerten, stehen Methoden der modernen Wissenschaft zu Verfügung. Die so genannte Schulmedizin unterzog Heilpflanzenerfahrungen modernen, pharmakologischen Studien und konnte die Wirksamkeit pflanzlicher Arzneimittel, die sich auch aus dem Zusammenspiel ihrer Inhaltsstoffe ergibt, wissenschaftlich bestätigen.[59]

Dabei ist ferner zu bedenken, dass noch lange nicht alle biologisch wertvollen Stoffe, die in Heilpflanzen enthalten sind, erforscht wurden. Auch wenn manche Heilpflanzen zum Teil schädliche Wirkstoffe in sich haben, lohnt es sich sie eingehender auf ihre Einsatzmöglichkeit zu untersuchen, da schädliche Wirkungen durch Kombination mit anderen Wirkstoffen ausgeglichen werden können, was am Beispiel der Wirkung von Löwenzahn veranschaulicht werden kann. Löwenzahn (*Taraxacum officinale*) wurde von Klosterärzten zur Entwässerung und Entschlackung eingesetzt und findet auch heute noch dafür Verwendung. Durch den von Löwenzahn ausgelösten Wasserverlust wird dem Körper ebenfalls viel Kalium entzogen. Dieser Verlust wird jedoch durch den hohen Kaliumgehalt von Löwenzahn ausgeglichen. Synthetische Präparate senken den Kaliumgehalt hingegen so drastisch, dass dieser durch zusätzliche Kaliumpräparate ergänzt werden muss.[60]

Zusammenfassend hat die Anwendung von Heilpflanzen in der Medizin folgende Vorteile:

1. Heilpflanzen wirken teilweise bereits vorbeugend.
2. Die Behandlung durch Heilpflanzen benötigt zwar einen längeren Zeitraum, ist jedoch behutsam, nachhaltig und hat nur sehr selten Nebenwirkungen zur Folge.
3. Heilpflanzen aktivieren die Selbstheilungskräfte des Körpers und unterdrücken nicht vorschnell die Symptome der Krankheit.

---

[58] vgl. Willfort, Gesundheit, S. 21.
[59] vgl. Bühring, Ursel. Alles über Heilpflanzen. Erkennen, anwenden, gesund bleiben. – Stuttgart 2007, S. 10.
[60] vgl. Frohn, Klostermedizin, S. 62.

4. Neben dem eigentlichen Heilstoff beinhalten Heilpflanzen kraftspendende biologische Aufbaustoffe, Vitamine, Fermente, pflanzliches Eiweiß, Nährsalze und Naturzucker, die den chemisch-synthetischen Präparaten gänzlich fehlen.

5. Heilpflanzen sind in der Natur vorhanden.[61]

5.2 Die wichtigsten Inhaltsstoffe von Heilpflanzen

Im folgenden Teil der Arbeit werden die wichtigsten Inhaltsstoffe von Heilpflanzen, ihre Wirkung und Anwendung anhand des Buches *Alles über Heilpflanzen* von Ursel Bühring kurz vorgestellt. Hierbei ist zu betonen, dass Pflanzen Vielstoffgemische sind, weswegen nie ein einziger Stoff allein in einer Pflanze für die Gesamtwirkung verantwortlich ist. Wie stark die Nebenwirkstoffe die Wirkung einer Pflanze beeinflussen, wird deutlich, wenn man den Hauptwirkstoff isoliert, da er dann oft anders wirkt. Erst die Zusammensetzung aller Inhaltsstoffe einschließlich der Ballaststoffe (Stoffe ohne unmittelbare Wirkung, die eine beschleunigende oder verlangsamende Steuerungsfunktion bei der Aufnahme der Wirkstoffe in den Organismus haben) verleiht der Pflanze ihre Wirkung. Die Wirkstoffe einer Heilpflanze sind nicht gleichmäßig über die Pflanze verteilt. Sie befinden sich in Blüten, Blättern, Wurzeln, Samen, Früchten oder der Rinde und ihr Wirkstoffgehalt ist durch Standort, Ernte und Einbringung bedingt. Bei den wichtigsten Inhaltstoffen handelt es sich um folgende Wirkstoffgruppen: ätherische Öle, Alkaloide, Glykoside, Bitter- und Gerbstoffe, Seifen- und Schleimstoffe und Salizin.

- Ätherische Öle
  Ätherische Öle werden aus bestimmten Pflanzen, den sogenannten *Aromatika* gewonnen. Pflanzen, die ätherische Öle enthalten, können unter anderem beruhigend (z.B. Lavendel, Melisse), durchblutungsfördernd (z.B. Rosmarin, Wacholder), krampflösend (z.B. Pfefferminz, Schafgarbe) und keimhemmend (z. B. Knoblauch, Thymian) wirken. Ätherische Öle setzten sich aus winzigen Molekülen zusammen, weshalb sie über die Haut und Schleimhaut in den Körper gelangen können. Anschließend werden sie vom Magen-Darm-Trakt leicht resorbiert und gelangen ins Blut. Aromatika können zur innerlichen als auch äußerlichen Behandlung, beispielsweise als Tee, Dampfinhalation oder Badezusatz, angewendet werden.

---

[61] vgl. Willfort, Gesundheit, S. 11.

- Alkaloide

  Die meisten Pflanzen, die Alkaloide enthalten, haben eine ausgeprägte Wirkung auf das Nervensystem und sind giftig. Sie sind rezeptpflichtig, unterliegen dem Betäubungsgesetz und werden nur als Fertigpräparate verwendet. Sie sind nicht für die Selbstbehandlung geeignet und werden nur in begrenzten Maßen eingesetzt. Alkaloide sind in Nachtschattengewächsen wie Bilsenkraut, Tollkirsche oder Stechapfel enthalten.

- Glykoside

  Bei den Glykosiden kann zwischen *Anthocyanglykosiden, Kumaringlykosiden, Digitalisglykosiden, Flavonoidglykosiden* und *Senfölglykosiden* unterschieden werden. Die Anthocyanglykoside (*Anthozyane*) sind natürliche, rotblauviolette Farbstoffe. Sie wirken zellschützend und vorbeugend gegen Krebserkrankungen, helfen bei Netzhauterkrankungen des Auges und verbessern die Wundheilung. Anthozyane sind zum Beispiel in den Früchten der Heidelbeere, Holunderbeere, Hagebutte und schwarzen Johannisbeere enthalten.

  Kumaringlykoside (*Kumarine*) wirken unter anderem beruhigend, entzündungshemmend, lymphabflussfördernd und gefäßentkrampfend. Sie werden innerlich als Präparat oder Tee und äußerlich als Auflage eingesetzt. Kumarine sind in echtem Steinklee, Heublumen und im Waldmeister enthalten.

  Digitalisglykoside mindern zu schnellen Puls und stärken den Herzmuskel. Sie sind nicht für die Selbstbehandlung geeignet und werden ausschließlich therapeutisch verordnet.

  Flavonoidglykoside (*Flavonoide*) sind gelb-orange Farbstoffe. Sie zählen zu den wichtigsten Wirkstoffen in der Phytotherapie und kommen häufig in Obst und Gemüse vor. Sie schützen Zellen und Kapillargefäße, verhindern die Entstehung von Ödemen und haben einen positiven Einfluss auf die Durchblutung und das Herz-Kreislauf-System. Senfölglykoside (*Senföle*) fördern die Durchblutung und wirken hautreizend und keimhemmend. Sie sind eine pflanzliches Breitspektrum-Antibiotikum und stimulieren immunologoische Abwehrreaktionen. Senföle sind beispielsweise in Kapuzinenkresse und Meerrettich enthalten, werden als Präparat eingenommen und finden äußerlich als Auflage, Einreibung oder Bad Verwendung.

- Bitterstoffe

  Bitterstoffe fördern den Appetit und die Produktion der Verdauungssäfte, wodurch die gesamte Verdauungstätigkeit unterstützt wird. Zudem wirken sie gärungs- und fäulnis-hemmend, entblähend und sorgen für eine bessere Resorption von Nährstoffen, Vitaminen und Mineralien. Bitterstoffe unterstützen die Regulierung des Säure-Basen-Gleich-gewichts und des Immunsystems und regen die Blutbildung und Durchblutung der Herzkranzgefäße an. Sie sind in Pflanzen wie Hopfen, Ingwer, Löwenzahn und Schaf-garbe enthalten und werden als Nahrungsmittel eingenommen.

- Gerbstoffe

  Gerbstoffe wirken austrocknend, zusammenziehend, entzündungs- und keimhemmend, stillen oberflächliche Blutungen und unterstützen die Wundheilung. Innerlich werden sie als Gegenmittel bei Alkaloid- oder Schwermetallvergiftungen angewandt. Äußerlich eignen sie sich als Auflagen zur Wundbehandlung, Verbrennungen und Juckreiz. Gerb-stoffe sind unter anderem in Blutwurz, Eiche, und Salbei enthalten.

- Seifenstoffe

  Seifenstoffe (*Saponine*) wirken schleimlösend (z. B. Schlüsselblume, Süßholz) und harn- sowie schweißtreibend (z. B. Birke, Stiefmütterchen). Sie werden als Präparat konsumiert und als Salbe aufgetragen.

- Schleimstoffe

  Schleimstoffe legen einen Schutzfilm über die Haut und Schleimhaut, wodurch sie reiz- und entzündungsmildernd und schmerz- und juckreizlindernd wirken. Sie werden bei Magen-Darm-Schleimhautentzündungen, Heiserkeit und Husten in Form von Tee, Gur-gellösung oder als ganze Droge eingesetzt. Schleimstoffe finden auch als Umschläge und Waschungen Verwendung und sind in Pflanzen wie Lein, Eibisch oder Ringel-blume enthalten.

- Salizin

  Salizin wirkt fiebersenkend, entzündungshemmend, schmerzlindernd und antirheuma-tisch. Es ist der Ausgangsstoff des Aspirins und in der Madesüß und der Weide enthal-ten.[62]

---

[62] vgl. Bühring, Alles über Heilpflanzen, S. 29ff.

5.3 Die Forschergruppe Klostermedizin

Als eine Initiative des Instituts für Geschichte der Medizin und der Pharmazeutischen Biologie der Universität Würzburg bildete sich 1999 die Forschergruppe Klostermedizin. Ihr Ziel ist es, die Bedeutung von Heilpflanzen in der Zeit der Klostermedizin zu analysieren und die Ergebnisse miteinander zu vergleichen. Hierdurch erhofft man sich, den früheren therapeutischen Einsatz von Pflanzen besser nachvollziehen zu können, vergessene Indikationsgebiete wieder in Erinnerung zu rufen und somit der medizinischen Forschung nach wirksamen pflanzlichen Inhaltsstoffen neue Impulse zu geben.

Die Arbeit der Forschergruppe soll dazu anregen, die Verwendung von Phytotherapeutika - auch in der Selbstmedikation - wieder präsenter zu machen. In den letzten Jahren wurden zahlreiche Pflanzenportraits (Arnika, Baldrian, Calendula, Hopfen, Mönchspfeffer u.v.m.) erarbeitet und eine Datenbank entwickelt, die sämtliche Pflanzen enthält, die in historischen Kräuterbüchern erwähnt werden. So besteht die Möglichkeit, auch bis dato unklare Bezeichnungen nachvollziehen zu können. Im Anhang ist als Beispiel das Pflanzenportrait der Schlüsselblume angeführt. Das Portrait setzt sich aus einem historischen Überblick, medizinischen Erwähnungen und Hinweisen auf moderne Anwendungen zusammen.

Um das Wissen der Klostermedizin bestmöglich zu dokumentieren, versucht die Forschergruppe alle Arznei- und Kräuterbücher von der Spätantike bis ins 16. Jahrhundert zu analysieren. Die damaligen Anwendungen und geläufigen Indikationen der Pflanzen werden von der Forschergruppe herausgearbeitet und mit dem heutigen Stand der Forschung verglichen. Durch diese Untersuchungen ergeben sich ebenfalls neue Anwendungen für bereits bekannte Arzneikräuter. Zusätzlich wird überprüft, ob die angeführten Indikationen tatsächlich auf echten Erkenntnissen basieren, lediglich theoretische Überlegungen der Vier-Säfte-Lehre sind oder auf anderen Traditionen oder einem Aberglauben beruhen. Nach einem aufwendigen Verfahren werden die Indikationen der historischen Texte mit den aus *Hagers Handbuch der Pharmazeutischen Praxis* (5. Auflage und spätere) angeführten Indikationen einzelner Heilpflanzen verglichen. Da dieses Handbuch unter pharmazeutischen Standardwerken zu den umfangreichsten zählt, wurde es für die genannten Forschungszwecke ausgewählt. Das Ziel ist es also herauszufinden, inwieweit die historischen Indikationen auf erprobtem Wissen basieren.

Ein weiteres Projekt der Forschergruppe ist die Aufbereitung alter medizinischer Schriften. Etliche Werke der mittelalterlichen Pharmazie sind ausschließlich in Frühdrucken des 16. Jahrhunderts oder sogar nur in Form von mittelalterlichen Handschriften verfügbar. Das Lesen und Verstehen dieser erfordert ausgezeichnete Kenntnisse der lateinischen medizinischen Fachsprache des Mittelalters. Um diese Werke einer modernen naturwissenschaftlichen Bewertung unterziehen zu können, stellt die Forschergruppe die wichtigsten medizinischen Schriften des Mittelalters in gut lesbaren und teilweise übersetzten Ausgaben zur Verfügung.[63]

---

6 Zusammenfassung

Die vorliegende Arbeit beschäftigt sich mit der Klostermedizin, welche die medizinische Grundversorgung im Mittelalter zwischen dem 8. und 12. Jahrhundert bildete, und behandelt die Frage, ob es sinnvoll ist, das Wissen der Klostermedizin zu kultivieren und zu erweitern.

Die Klostermedizin ist ein Teil des Kulturerbes Europas, da es den Klöstern zu verdanken ist, dass nach dem Zusammenbruch des Weströmischen Reiches antikes Wissen und medizinische Fachliteratur bewahrt wurden. Auf dieser Grundlage entstand unter der Berücksichtigung der christlichen Lehre, u.a. in der Ordensregel des heiligen Benedikt von Nursia (vor allem des 36. Kapitels), eine hervorragende und für damalige Zeiten bahnbrechende moderne Krankenversorgung und gesundheitliche Vorsorge.

Unter Karl dem Großen erlebten auch die Klöster einen großen Aufschwung und wurden zu staatlichen Verwaltungszentren und Zentren medizinischer Bildung. Der zu dieser Zeit entstandene St. Gallener Klosterplan ist ein Musterplan für den Aufbau eines Klosters und veranschaulicht, von welch beachtlichem Ausmaß die medizinische Versorgung der Klöster war.

Die Klostermedizin basierte hauptsächlich auf der Phytotherapie und der von Hippokrates und Galen entwickelten Vier-Säfte-Lehre, anhand welcher Krankheiten diagnostiziert und dementsprechend behandelt wurden. Zur Behandlung verabreichte man hauptsächlich Arzneien pflanzlichen Ursprungs in Form von Pulvern, Tränken oder Tabletten. Ferner nahmen Klosterärzte auch kleine Eingriffe wie den Aderlass, das Schröpfen oder Klistieren vor.

Bevor der Klostermedizin die scholastische Medizin folgte, deren Inhalte an neu gegründeten medizinischen Hochschulen wie Salerno gelehrt wurden, erlebte sie unter der heiligen Hildegard von Bingen ihre letzte Blütezeit. Mit den Werken *Physica* und *Causae et curae* hinterließ die Äbtissin zwei Schriftwerke, die von großer medizinischer Bedeutung waren und auch noch lange nach ihrem Tod Verwendung fanden.

Ohne die Errungenschaften der synthetischen Chemie in der Medizin zu übersehen, lässt sich feststellen, dass die moderne Forschung Interesse an Behandlungen mittels natürlicher Wirkstoffe zeigt und deren Wirksamkeit bestätigt. Der Grund liegt darin, dass Heilpflanzen in der Wirkung synthetischen Stoffen überlegen sein können und nur sehr selten Nebenwirkungen auslösen. Der Gehalt an lebenswichtigen Vitaminen, Fermenten, pflanzlichem Eiweiß und anderen aktiven Stoffen gibt den Heilpflanzen eine erhöhte Heilkraft und versorgt den menschlichen Körper mit bedeutsamen biologischen Aufbaustoffen. Dabei ist ferner zu bedenken, dass noch lange nicht alle biologisch wertvollen Stoffe, die in den Heilpflanzen enthalten sind, einzeln oder in ihren zahlreichen Kombinationen erforscht wurden. In dieser Hinsicht scheint die

Klostermedizin mit ihren Ansätzen der ganzheitlichen Medizin, die sowohl die körperlichen als auch die seelischen Aspekte des Menschen im Sinne der christlichen Lehre der Barmherzigkeit berücksichtigt, an ihrer Aktualität nichts verloren zu haben. Das Wissen, das teilweise verloren ging, wird unter anderem von der *Forschergruppe Klostermedizin* der Universität Würzburg als wertvolles Wissensgut der modernen nachhaltigen Medizin und Lebensart rekonstruiert und erweitert.

7 Literaturverzeichnis

7.1 Fachliteratur

BAUM, Agnes / PEINSOLD-KLAMMER, Isabella. Klostermedizin: Mit Der Kraft Der Hl. Hildegard; [mit großem Gesundheitslexikon in 12 Bänden von I wie Ischias bis K wie Kopfschmerzen]. – Leoben und Wien 2005

BÜHRING, Ursel. Alles über Heilpflanzen. Erkennen, anwenden, gesund bleiben. – Stuttgart 2007

Die Benediktusregel. – Beuron 1992

DÖRNEMANN, Michael. Krankheit und Heilung in der Theologie der frühen Kirchenväter. – Tübingen 2003

FROHN, Birgit. Klostermedizin. – München 2001

JANKRIFT, Kay Peter. Krankheit und Heilkunde im Mittelalter. – Darmstadt 2003

KANOUN, Ingrid. Klostermedizin: Einst und Heute; auf den Spuren der Jesuiten; von indigener Phytotherapie zur modernen Klostermedizin. – Universität Wien 2004, Diplomarbeit

KRISTELLER, Paul Oskar. La Scuola di Salerno. Il suo sviluppo e il suo contributo alla storia della scienza. In: KRISTELLER, Paul Oskar (Hrsg.). Studi sulla Scuola medica salernitana. – Neapel 1986, S. 11–96

MAYER, Johannes Gottfried / UEHLEKE, Bernhard / SAUM, Kilian. Handbuch der Klosterheilkunde: Neues Wissen über die Wirkung der Heilpflanzen; Vorbeugen, behandeln und heilen. – München 2006

MAYER, Johannes Gottfried / VON MEUNG, Odo. Kräuterbuch der Klostermedizin: Der "Macer Floridus"; Medizin des Mittelalters. – Leipzig 2003

WILLFORT, Richard. Gesundheit durch Heilkräuter. Erkennung, Wirkung und Anwendung der wichtigsten einheimischen Heilpflanzen. – Linz 1962

7.2 Internetquellen

Website der bayrischen Landesbibliothek: https://www.bayerische-landesbibliothek-online.de

Website der Universität Salerno: https://web.unisa.it/en/university/history

Website Naturhaus Hildegard: http://hildegard.at

Website der Forschergruppe Klostermedizin: http://www.klostermedizin.de

Ökumenisches Heiligenlexikon: https://www.heiligenlexikon.de

7.3 Sonstige Quellen

Konsultation mit PD Dr. habil Lic. Karl-Heinz Steinmetz, Autor mehrerer medizinhistorischer Veröffentlichungen, Oktober 2020

8 Abbildungsverzeichnis

9 Anhang

Pflanzenportrait der Schlüsselblume

Pflanzenportrait der Schlüsselblume – Forschergruppe Klostermedizin[64]

Schlüsselblume - Primula veris L. (Primulaceae)

Dass die Schlüsselblume eine Frühlingsblume ist, kommt bereits in ihrem botanischen Namen zum Ausdruck: „Primula veris", die erste Blume des Frühlings. Im Gegensatz dazu erscheint sie in der Medizin allerdings verhältnismäßig spät. Die antiken Ärzte verwendeten sie, soweit man das heute sehen kann, nicht. Dies mag geographische Ursachen haben, obwohl die Pflanze von Zentralasien über Vorderasien bis nach Westeuropa heimisch ist, also auch den Griechen und Römern bekannt gewesen sein konnte.

Auch in den Werken des frühen Mittelalters findet die Schlüsselblume keine Erwähnung. So ist die berühmte Äbtissin Hildegard von Bingen (1098-1179) die erste, die die Pflanze unter dem Namen „Himmelsschlüssel" (hymelsloszel) in einem medizinischen Werk behandelt. Sie erklärt, dass die Schlüsselblume „warm" sei, weil sie von der Sonne gestärkt werde. Diese Wärme könne die „Melancholie" im Menschen unterdrücken. Die Äbtissin meint hier tatsächlich die Depression, denn sie schreibt: „Wenn die Melancholie im Menschen aufsteigt, macht sie ihn traurig und in seinem Benehmen unruhig und lässt ihn Worte gegen Gott aussprechen. ..." Dagegen soll nun die Schlüsselblume helfen, indem man sie auf das Herz des Kranken legt. Hildegard empfiehlt die Schlüsselblume auch bei Lähmungen („Paralisis").

Es dauert fast 300 Jahre, bis die Schlüsselblume wieder in einem medizinischen Text erwähnt wird, und zwar im sog. ‚Lexicon plantarum'. Es handelt sich, wie der Name schon andeutet, um ein sehr umfangreiches Werk, das nahezu alle Pflanzen vorstellt, die im Mittelalter arzneilich genutzt wurden. Die Schlüsselblume trägt hier bereits den Namen, den sie auch in der modernen botanischen Nomenklatur nach Carl von Linné bekommen hat: „Primula veris". Daneben werden zwei weitere Namen aufgeführt: „Herba paralisis" und „Paralisis minor". Die Tatsache, dass die Schlüsselblume bei Hildegard und im ‚Lexicon plantarum' im Zusammenhang mit Lähmungen genannt wird, ist ein deutlicher Hinweis darauf, dass die Frühlingsblume

---

[64] http://www.klostermedizin.de/index.php/heilpflanzen/pflanzenportraets/33-schluesselblume-primula-veris-l-primulaceae (01.12.2020, 18:30).

tatsächlich wohl zuerst in der Volksheilkunde und dann auch in der akademischen Medizin bei Paralisis eingesetzt wurde.

Die Schlüsselblume in den ersten gedruckten Kräuterbüchern

Der ‚Gart der Gesundheit' von 1485 ist wahrscheinlich das erste gedruckte Werk, in dem die Schlüsselblume erwähnt wird. Auch hier heißt die Pflanze „Herba paralisis" oder „slusselblume" („Schlüsselblume"). Als Indikation wird ausschließlich die Gicht genannt. Das heißt, der lateinische Fachausdruck „Paralisis", der eigentlich eine schwere Lähmung bezeichnet, wie sie z.B. nach der Durchtrennung von Nerven, nach Erfrierungen oder einem Schlaganfall entsteht, wird hier anders interpretiert. „Gicht" kann im Mittelalter drei verschiedene Krankheitsbilder bezeichnen. Zum einen die „echte" Gicht, eine schwere Gelenkentzündung, die mit einem hohen Harnsäurespiegel im Blut zusammenhängt, zum andern Gelenkabnutzungen oder rheumatische Erkrankungen. Eine Lähmung im Sinne der „Paralisis" war die „Gicht" nun eigentlich nicht. Auf jeden Fall wird aber die Schlüsselblume seit dem ‚Gart der Gesundheit' vor allem als Mittel der „Gicht" empfohlen.

Nun besitzt der ‚Gart der Gesundheit' neben dem Kapitel zur „Herba paralisis" noch eines zur „Primula veris" (Kapitel 333), dem allerdings die deutsche Bezeichnung „Maßlieben" beigegeben wurde. Tatsächlich dürfte hier Bellis perennis – also das „Gänseblümchen" - gemeint sein. Die Pflanze soll aber u.a. bei Krämpfen und lahmen Gliedern wirksam sein. Außerdem werden Geschwulst und Flechten als Anwendungsgebiete genannt. Es könnte sein, dass hier Namen und medizinische Anwendungen zwischen zwei Pflanzen ausgetauscht wurden, ein Vorgang, der im Übergang vom Mittelalter zur frühen Neuzeit (15. u. 16. Jh.) mehrfach zu beobachten ist.

Die Schlüsselblume bei den Vätern der Botanik (Renaissance)

Die sogenannten Väter der Botanik, Otto Brunfels, Hieronymus Bock und Leonhart Fuchs, wollten sich von der mittelalterlichen Tradition absetzen, indem sie fast ausschließlich auf die antiken Autoritäten zurückgriffen. Im Fall der Schlüsselblume stießen sie dabei auf das Problem, dass die antiken Ärzte diese Pflanze in ihren Schriften nicht aufführen.

So schreibt Otto Brunfels leicht verzweifelt in seinem Kräuterbuch von 1532 zu „Himmels-schlüssel oder S. Petersschlüssel oder Schlüsselblumen, zu Latein Herba Paralisis", „ich ... ap-pelliere hier an die gelehrten Herren, daß sie mir für dieses Kräutlein aus dem Dioskurides einen Namen geben möchten und angeben, ob da ein Kapitel oder ein Synonym wäre, das mit dem Namen Herba paralisis übereinstimme." Mit „Dioskurides" meint Brunfels die ‚Materia me-dica" des griechischen Arztes Dioskurides. Auch wenn Brunfels die Schlüsselblume bei seinen Autoritäten nicht finden konnte, weiß er einiges über die Heilpflanze zu berichten. Bei den medizinischen Anwendungen nennt er zuerst das Destillat, das gegen Kopfschmerz, zur Stär-kung von Magen und Leber sowie bei Menstruationsproblemen helfen soll. Außerdem soll der Trank des „Wassers" die „kalten Feuchtigkeiten", die den Rücken beschweren, mit dem Harn ausleiten. Das Öl der Schlüsselblume soll als äußerliche Einreibung bei Lähmungen helfen.

Hieronymus Bock, dessen Kräuterbuch erstmals 1539 zunächst ohne Abbildungen und 1546 mit Holzschnitten der Pflanzen herauskam, beruft sich direkt auf Brunfels und spekuliert, wel-che Pflanze die Schlüsselblume bei Plinius oder Dioskurides sein könnte, freilich ohne Ergeb-nis. Als neue Arzneiform kommt bei ihm der „Schlüsselblumen-Zucker" hinzu: dazu wurden die Blüten in Zucker eingelegt. Er galt als Stärkungsmittel nach langer Krankheit. Ansonsten gibt Bock nur äußerliche Anwendungen des Destillates an.

Anders als seine Vorgänger ist Leonhart Fuchs bei der Suche nach antiken Autoritäten für die Schlüsselblume in seinem Kräuterbuch (lat. Fassung 1542, dt. 1543) teilweise erfolgreich. Da-bei greift er allerdings zwangsläufig daneben. Er erklärt nämlich die ihm bekannten Arten der Schlüsselblume zu Arten der Wollblume, also der Königskerze, botanisch Verbascum (dt. Aus-gabe Kapitel 328). Und mehrere Arten von Verbascum werden tatsächlich von Dioskurides behandelt; so findet Fuchs auch bei der Schlüsselblume den Anschluss an die antike Tradition, allerdings mittels einer Fehlinterpretation.

Volksmedizin und Brauchtum

Über die Jahrhunderte hinweg galt aber die Schlüsselblume als Mittel bei (Kopf-)Schmerzen einschließlich Migräne, bei Lähmungen, Gicht und Gelenkrheumatismus, Schwellungen bei Tierbiss oder Insektenstich. Auch als Stärkungsmittel, insbesondere bei Herzschwäche, wurden Schlüsselblumen gegeben. In dieser Tradition steht noch Sebastian Kneipp, der die Schlüssel-blume für jede Hausapotheke empfahl und in seinem Hauptwerk ‚Meine Wasserkur', das auch ein Kräuterbuch enthält, schreibt: „Schon der Geruch verräth, daß in all' diesen Blüthenkelchen eine besondere Heilflüssigkeit stecken müsse. Kaut man zwei bis drei dieser gelben Trichterchen, so fühlt man recht gut, welch' medizinischen Gehalt sie bergen." In der konkreten Anwendung bleibt Kneipp ganz spätmittelalterlich: „Wer Anlage hat zur Gliedersucht, zur Gliederkrankheit oder schon an diesen Gebresten leidet, trinke längere Zeit hindurch täglich eine Tasse Schlüsselblumentee. Die heftigen Schmerzen werden sich lösen und allmählich ganz verschwinden." Dies ist im Grunde das, was der ‚Gart der Gesundheit" von 1485 mit der Anwendung bei „Gicht" ausdrücken wollte.

Moderne Anwendungen

Während in den historischen Werken des Mittelalters und der frühen Neuzeit nur vom Kraut oder speziell von den Blüten in der medizinischen Nutzung die Rede ist, kommt zu Beginn des 20. Jahrhunderts die Wurzel hinzu. Man entdeckte die Wurzel als Expektorans, als ein Mittel zur Schleimlösung bei Bronchitis und Keuchhusten. Erste Beschreibungen lieferten der Österreicher Joachimowitz und der Franzose Leclerc, wobei die Saponine als eigentliche Wirkstoffe bestimmt wurden.

Medizinisch verwendet werden heute zwei Arten der Schlüsselblume: Primula veris, zu Deutsch auch Frühlings-Schlüsselblume, Duftende Schlüsselblume oder Himmelsschlüsselchen genannt, und Primula elatior, die Hohe Schlüsselblume oder Wald-Schlüsselblume. Sie wird etwas höher als Primula veris.Von beiden Arten werden sowohl die Wurzel (Primulae radix) als auch die Blüte (Primulae flos) verwendet.

BEI GRIN MACHT SICH IHR
WISSEN BEZAHLT

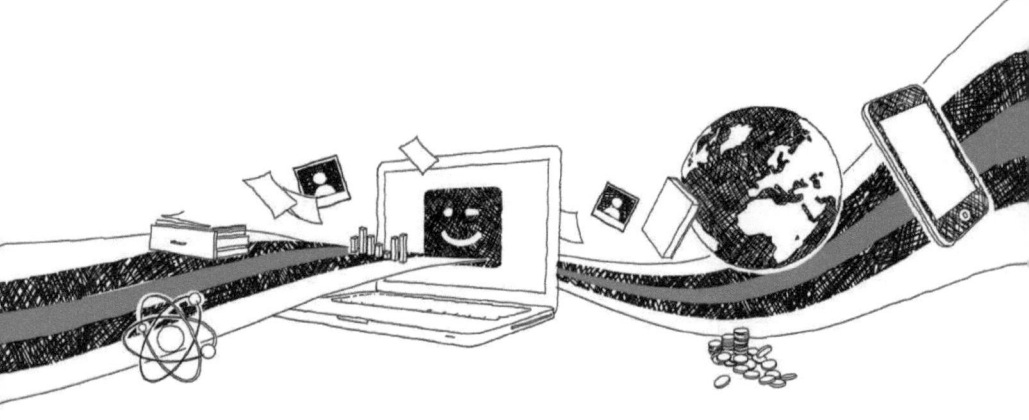

- Wir veröffentlichen Ihre Hausarbeit,
  Bachelor- und Masterarbeit

- Ihr eigenes eBook und Buch -
  weltweit in allen wichtigen Shops

- Verdienen Sie an jedem Verkauf

Jetzt bei www.GRIN.com hochladen
und kostenlos publizieren

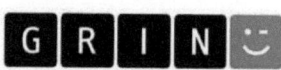